MÉMOIRE

SUR

UN ACCOUCHEMENT

CONTRE NATURE,

PAR

JULES HATIN DE SAINT-JULIEN DU SAULT,

DOCTEUR EN MÉDECINE DE LA FACULTÉ DE PARIS,

Professeur agrégé à la même Faculté ; Professeur particulier d'accouchemens, de maladies des femmes et des enfans; ancien Médecin et Chirurgien interne de première classe des hôpitaux civils de Paris; Président perpétuel de l'Académie spéciale d'accouchemens; Membre de l'Académie de Pise; Académicien philergite de l'Athénée de Forli; Membre correspondant de la Société Médico-Chirurgicale de Boulogne; de la Société de Médecine de Rouen ; du Cercle médical de Paris (ancienne Académie de médecine); Membre Titulaire de la Société anatomique, etc. etc.

A PARIS,

CHEZ COMPÈRE JEUNE, LIBRAIRE,

RUE DE L'ÉCOLE DE MÉDECINE, N° 8.

1828.

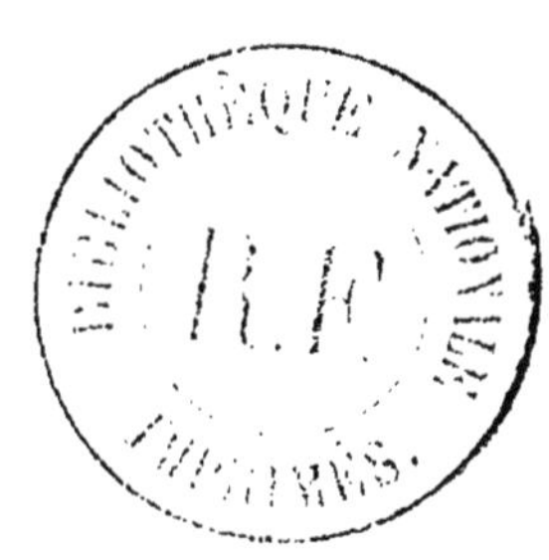

MÉMOIRE

SUR

UN ACCOUCHEMENT

CONTRE NATURE.

IMPRIMÉ CHEZ PAUL RENOUARD,
RUE GARENCIÈRE, N° 5.

MÉMOIRE

SUR

UN ACCOUCHEMENT CONTRE NATURE,

PAR

JULES HATIN DE SAINT-JULIEN DU SAULT,

DOCTEUR EN MÉDECINE DE LA FACULTÉ DE PARIS;
PROFESSEUR AGRÉGÉ A LA MÊME FACULTÉ; PROFESSEUR PARTICULIER D'ACCOUCHEMENS ET DE MALADIES DES FEMMES ET DES ENFANS;
ANCIEN MÉDECIN ET CHIRURGIEN INTERNE DE PREMIÈRE CLASSE DES HÔPITAUX CIVILS DE PARIS;
PRÉSIDENT PERPÉTUEL DE L'ACADÉMIE SPÉCIALE D'ACCOUCHEMENS;
MEMBRE DE L'ACADÉMIE DE PISE;
ACADÉMICIEN FILERGITE DE L'ATHÉNÉE DE FORLI;
MEMBRE CORRESPONDANT DE LA SOCIÉTÉ MÉDICO-CHIRURGICALE DE BOLOGNE;
DE LA SOCIÉTÉ DE MÉDECINE DE ROUEN;
DU CERCLE MÉDICAL DE PARIS (ANCIENNE ACADÉMIE DE MÉDECINE);
TITULAIRE DE LA SOCIÉTÉ ANATOMIQUE, etc. etc.

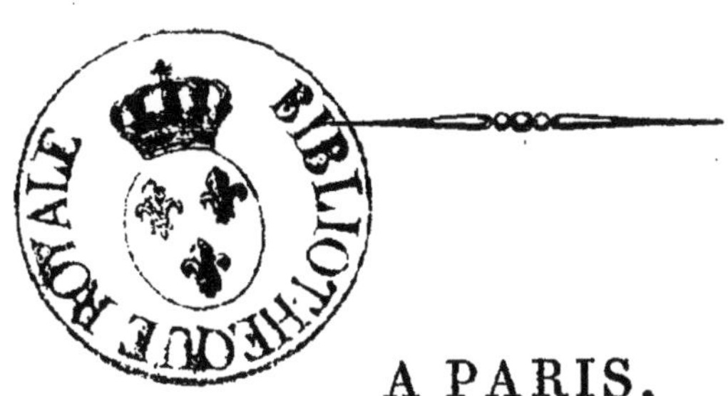

A PARIS,
CHEZ COMPERE JEUNE, LIBRAIRE,
RUE DE L'ÉCOLE-DE-MÉDECINE, N° 8.

1828.

INTRODUCTION.

L'OBSERVATION que je vais rapporter me paraît être d'un grand intérêt, aujourd'hui surtout que quelques accoucheurs cherchent à faire revivre la pratique meurtrière des siècles les plus reculés ; elle prouvera que la présence d'un bras dans le vagin n'est pas, ainsi qu'on l'a prétendu, un obstacle insurmontable à la terminaison de l'accouchement.

Sans doute, dans le cas présent, le membre du fœtus n'avait point acquis ce gonflement extrême dont parlent certains auteurs ; mais, dans cette supposition même, je crois pouvoir soutenir qu'il n'est jamais besoin, *bien entendu, lorsque la mauvaise position du fœtus est le seul obstacle à l'accouchement*, de recourir à l'extirpation du bras ou à son amputation.

Mais quand l'enfant est mort dans le sein de sa mère, dira-t-on, à quoi bon conserver dans le vagin un membre qui, par son volume, gêne plus ou moins la main de l'opérateur ?

A cela, je répondrai qu'il est presque toujours impossible de constater la mort du fœtus, lorsqu'il est encore dans le sein de sa mère. Sans doute, tous les auteurs ne sont pas de cet avis, mais c'est bien à tort qu'ils s'appuient de la cessation de toute espèce de mouvemens, de l'absence du pouls, du soulèvement de l'épiderme, de la mollesse de la peau, de sa couleur cadavéreuse, de son odeur infecte, etc., puisqu'on a vu naître vivans des enfans qui avaient présenté tous ces symptômes de mort apparente : témoin celui dont parle le *Journal analytique de Médecine et des Sciences accessoires* du mois d'août, page 292, et beaucoup d'autres, qui, après avoir été mutilés, n'en ont pas moins donné, après leur extraction, des signes non équivoques de vie.

D'un autre côté, je soutiens que la présence du bras dans le vagin n'empêche pas de manœuvrer avec autant de facilité, pour ainsi dire, que si ce membre était encore dans la matrice.

Je crois donc que ceux-là ont tort, qui pensent qu'on doit mutiler l'enfant toutes les fois que l'un de ses bras se trouve engagé dans les parties.

MÉMOIRE

SUR

UN ACCOUCHEMENT

CONTRE NATURE.

PRÉSENTATION

DE LA RÉGION LATÉRALE GAUCHE DU FOETUS, AVEC ISSUE DU BRAS CORRESPONDANT ET DU CORDON OMBILICAL.

VERSION DE L'ENFANT.

RÉTABLISSEMENT COMPLET DE LA MÈRE AU BOUT DE HUIT JOURS.

MADEMOISELLE Aug. L***, âgée de dix-neuf ans, d'un tempérament bilioso-sanguin, bien constituée, et jouissant habituellement d'une bonne santé, vivait, depuis plusieurs années, dans une campagne, à quelques lieues de Paris. Ses règles, ordinairement peu abondantes, revenaient chaque mois avec beaucoup de régularité, et coulaient sans occasioner le moindre malaise.

Mademoiselle L*** était sur le point de se marier, et croyant que celui qu'elle aimait ne pouvait plus lui échapper, elle eut l'imprudence d'anticiper sur les droits du mariage, et devint enceinte. Cependant, l'intérêt divisa bientôt les familles, et mademoiselle L*** fut abandonnée. D'abord elle ne connut pas tout ce que sa position avait de fâcheux, ses règles ayant continué de paraître aux époques accoutumées, et sa santé n'ayant éprouvé aucune espèce de trouble. Mais, bientôt, le volume du ventre augmenta; les seins, plus sensibles que de coutume, se développèrent manifestement, et mademoiselle L*** conçut alors quelques craintes sur son état; cependant, elle ne s'en affligea pas d'abord sérieusement, parce qu'elle se persuadait que la grossesse était incompatible avec la présence des règles. Toutefois, elle s'observa soigneusement, et prit le sage parti de tout avouer à ses parens. Ceux-ci, jaloux de la réputation de leur fille, et voulant à tout prix la conserver, simulèrent un voyage à Paris, et mademoiselle L*** ne sortit plus de son appartement.

Bientôt, les mouvemens de l'enfant se firent sentir, et il ne resta plus aucun doute sur l'état de grossesse; cependant les règles coulaient encore à leur époque. On résolut alors de quitter de nuit la campagne et de conduire mademoiselle L*** à la ville, pour la soustraire aux yeux de ceux qui la connaissaient.

La grossesse parcourut toutes ses périodes sans le moindre accident; les règles cessèrent de couler au commencement du septième mois.

Lorsque les premières douleurs de l'enfantement se firent sentir, on appela une sage-femme, mademoiselle L*** ayant manifesté beaucoup de répugnance pour un accoucheur.

Le travail marcha régulièrement; les douleurs portèrent presque toutes sur l'utérus, et la dilatation du col se fit avec beaucoup de rapidité. Lorsqu'elle fut complète, les membranes se rompirent brusquement, et les eaux de l'amnios entraînèrent avec elles le cordon ombilical, dont les battemens étaient très sensibles. La sage-femme, connaissant bien les dangers que pouvait entraîner cette circonstance, me fit demander; je ne pus me rendre près de la malade qu'au bout d'une heure environ. Je trouvai mademoiselle L*** dans un état d'épuisement assez grand, et cruellement tourmentée sur l'issue de son accouchement. Le cordon ombilical dépassait à peine la vulve; ses battemens n'avaient pas cessé d'être sensibles. En introduisant le doigt dans le vagin, pour savoir quelle partie présentait le fœtus, je reconnus la présence d'un bras, et, en touchant un peu plus haut, j'eus bientôt la certitude que l'enfant était placé de telle manière, que son côté gauche regardait en bas, le droit en haut, le ventre en avant, et le dos en arrière; la tête répondait à la fosse iliaque gauche, et le siège à la droite. L'utérus était assez fortement contracté sur le fœtus. Le bassin de la mère avait ses dimensions normales.

Que faire en pareille circonstance? évidemment, il convenait de délivrer la femme, puisqu'il était physiquement impossible qu'elle accouchât naturellement. Mais, quel parti prendre? Fallait-il, à l'exemple des anciens, et comme semblent le conseiller implicitement certains journalistes de notre époque, *séparer le bras du corps, perforer le thorax et extraire le fœtus en double à l'aide de crochets?* ou bien, convenait-il mieux de refouler le bras dans la matrice, comme l'ont conseillé quelques auteurs plus instruits et moins barbares? Rien de tout cela; le bras, dans les parties de la génération, n'étant point un obstacle à la terminaison de l'accouchement, il fallait s'embarrasser peu de sa présence, et manœuvrer comme s'il eût été encore dans la matrice. Voici donc ce que je fis.

Mademoiselle L*** étant placée convenablement, et la position du fœtus bien reconnue, je fixai le bras qui se présentait au moyen d'un lacs que je confiai à un aide. Cela fait, j'introduisis la main gauche jusque dans la matrice; je saisis le tronc entre mon pouce placé sur sa région antérieure et mes quatre doigts appliqués sur sa région postérieure; je refoulai autant qu'il me fut possible du côté de la fosse iliaque gauche, et je parcourus ensuite tout le côté du fœtus qui était dirigé en bas, pour aller à la recherche des pieds. Arrivé au niveau du siège, je descendis sur la cuisse jusqu'au genou, et je remontai ensuite sur la jambe jusqu'à ce qu'il me fût possible de saisir convenablement le petit pied de l'enfant : j'amenai ce membre au-dehors sans trop de difficulté, et je le fixai ensuite au moyen d'un second lacs, que je confiai à un second aide. Ce premier membre abdominal, extrait, me servit de guide pour aller à la recherche du second; celui-ci ne se trouvait pas à la place qu'il occupe ordinairement, et son extraction fut un peu plus difficile que celle du premier. Cependant elle n'exigea que peu de temps et fit peu souffrir la malade.

Une fois les deux membres extraits, j'eus affaire à une deuxième position des pieds; je les couvris d'un linge sec; j'abandonnai pour un instant le lacs qui tenait le bras, afin de favoriser le redressement du fœtus, et j'opérai des tractions ménagées qui amenèrent bientôt au dehors les jambes et les cuisses ; le cordon ombilical battait toujours avec assez de force, et je ne m'en inquiétai nullement. J'élevai la hanche qui était en arrière, et bientôt le siège parut à la vulve. Il fut alors possible de déployer la main droite sur la hanche droite, la main gauche sur la hanche gauche, et d'imprimer au tronc des mouvemens d'élévation et d'abaissement dans le sens d'une ligne qui, partant de l'aine gauche, se serait dirigée vers la partie postérieure, supérieure et interne de la cuisse droite ; j'exerçai aussi de légères tractions sur le bras, afin que son dégagement eût lieu en même temps que celui du tronc; arrivé aux aisselles, il ne restait plus à dégager que le bras droit qui se trouvait en dessus : je glissai derrière lui l'indicateur de la main droite, et le dirigeai dans la courbure du sacrum ; son extraction fut bientôt terminée. Restait la tête, je glissai, sans désemparer, la main gauche jusque sur la face, je portai ensuite deux doigts de la main droite sur la nuque, et j'opérai la flexion du menton sur la poitrine : j'abaissai ensuite la tête dans l'excavation, je lui imprimai son mouvement de rotation, et, enfin, je la degageai de la vulve, en suivant les préceptes de l'art.

J'opérai toujours avec lenteur, afin de donner à la matrice le temps de revenir sur elle-même et de prévenir son inertie. Au moment où les parties les plus volumineuses du fœtus franchirent la vulve, un aide soutint fortement le périnée.

L'enfant, au moment de sa naissance, respirait avec peine; il avait été fatigué par la pression qu'exerça sur lui la matrice, et aussi par les manœuvres nécessaires à son extraction; mais il revint bientôt à lui et, depuis, il n'a cessé de se bien porter.

Dix minutes, environ, après l'accouchement, quelques coliques se sont fait sentir, et la délivrance s'est opérée, pour ainsi dire, d'elle-même. La matrice a conservé toute sa contractilité, et il n'y a point eu d'hémorragie.

Les lochies se sont établies comme à l'ordinaire, et la fièvre de lait a été ce qu'elle devait être.

Au bout de huit jours, mademoiselle L*** était parfaitement rétablie. Elle garda encore le lit trois jours, et reprit ensuite ses occupations ordinaires.

RÉFLEXIONS.

Cette observation est curieuse sous plusieurs rapports: 1° Les règles ont continué de couler pendant les six premiers mois de la grossesse: cette circonstance est rare, et tient évidemment à ce que, chez mademoiselle L***, les règles venaient principalement du col de l'utérus, qui, jusqu'au commencement du septième mois de la grossesse, reste entièrement libre. 2° Le cordon ombilical est sorti prématurément, et aucun des accidens qui peuvent survenir en pareil cas ne s'est manifesté.

3° La position qu'affectait le fœtus au détroit supérieur était une de celles qui se présentent très rarement, et qu'on regarde généralement comme très difficiles à terminer. 4° L'enfant a été sauvé malgré les dangers qu'il courait évidemment. 5° Enfin, les efforts, inséparables de toute manœuvre dans la matrice, n'ont déterminé aucune espèce d'accident du côté de la mère. Cette dernière circonstance, quoique digne de remarque, n'est pas rare, et, si j'insiste sur elle, c'est pour combattre l'opinion de ceux qui pensent que la version du fœtus expose absolument les jours de la mère. Sans nier l'influence que toute espèce de manœuvre peut avoir sur le développement d'une inflammation ou de tout autre accident, je dirai que j'ai terminé un grand nombre d'accouchemens contre nature, soit à l'aide de la main seule, soit à l'aide du forceps, et, que très rarement j'ai vu la vie des femmes être compromise par ces différentes manœuvres.

Sans doute dans quelques cas il survient des accidens, mais n'en voit-on pas se manifester aussi après l'accouchement le plus simple et le plus naturel? En résumé, je suis intimement convaincu qu'on a de beaucoup exagéré les inconvéniens de la version, et je pense que c'est à tort qu'un accoucheur anglais s'est fondé sur ces inconvéniens pour conseiller de broyer l'enfant dans la matrice plutôt que de l'y retourner, lorsqu'il est mort.

AUTRES OUVRAGES

DU DOCTEUR J. HATIN,

SE TROUVANT CHEZ LE MÊME LIBRAIRE.

La Manoeuvre des accouchemens contre nature, réduite à sa plus grande simplicité, et précédée du mécanisme de l'accouchement naturel. 1 vol. in-18.

Mémoire sur un nouveau procédé pour l'amputation du col de l'utérus, dans les affections cancéreuses, avec une planche représentant les instrumens nécessaires à l'opération. Brochure in-8°.

Mémoire sur un nouveau moyen pour arrêter l'hémorragie après l'amputation du col utérin. Broch. in-8°.

Sous presse pour paraître à la rentrée.

Cours complet d'accouchemens et de maladies des femmes et des enfans, avec un appendice à la médecine légale. 1 vol. in-8° de sept à huit cents pages, orné de figures.

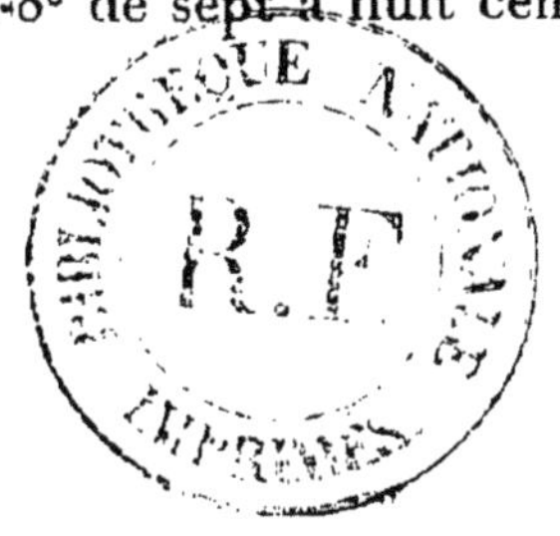

www.ingramcontent.com/pod-product-compliance
Ingram Content Group UK Ltd.
Pitfield, Milton Keynes, MK11 3LW, UK
UKHW020550230726
13925UKWH00006B/2516

9 782019 269968